伊達式ダイエット・セラピー

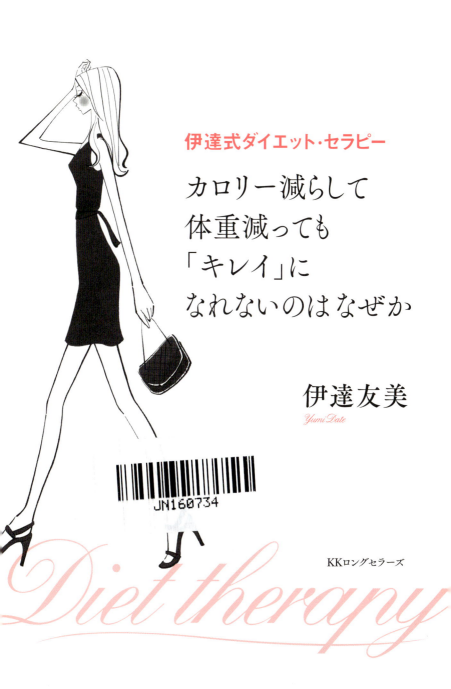

カロリー減らして
体重減っても
「キレイ」に
なれないのはなぜか

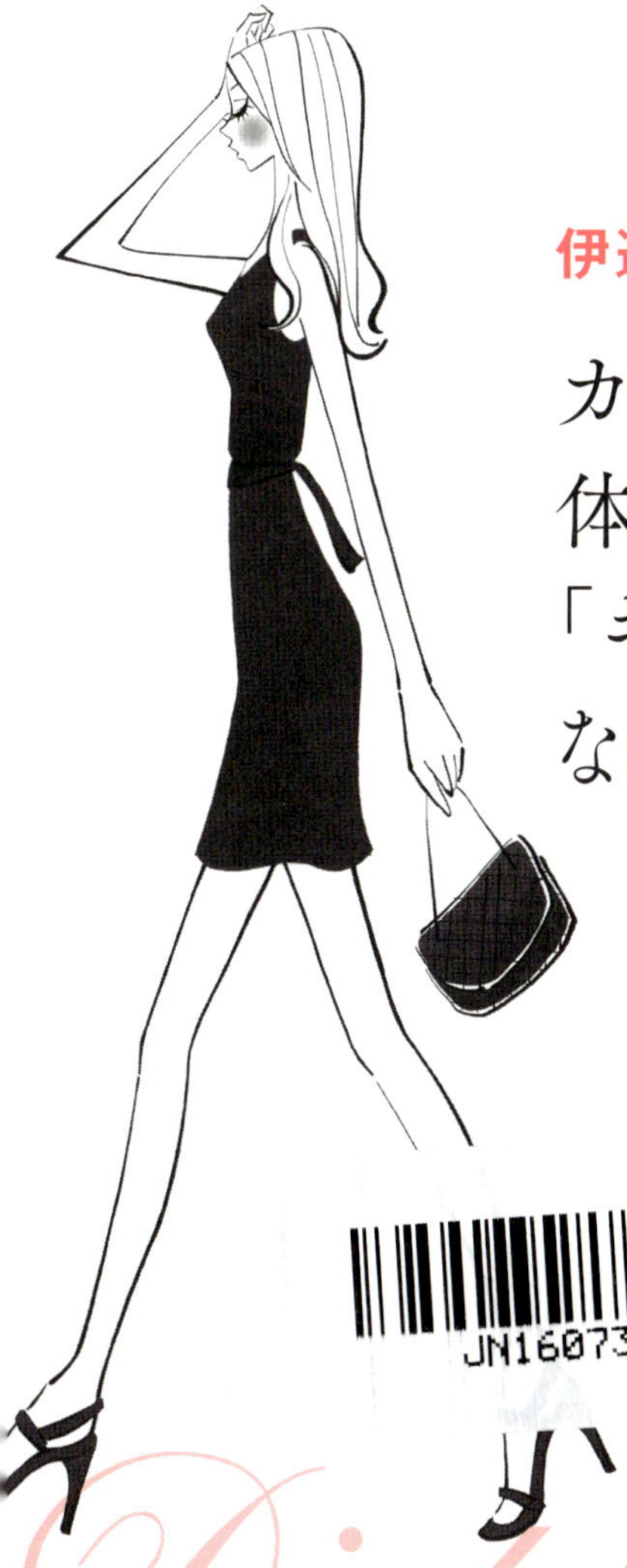

伊達友美
Yumi Date

KKロングセラーズ

Diet therapy

目次

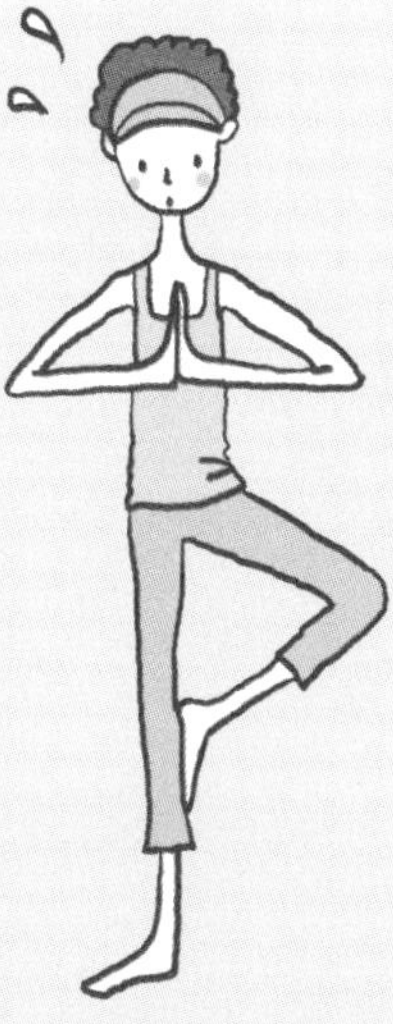

1 ダイエットの基本は「食の本能」を取り戻すこと

伊達式ダイエットセラピー

はじめに

伊達式ダイエットセラピーとは
自分を愛することを知り
食の本能を知って
どう食べてどう生きるか
という提案です。

はじめに

ダイエットでカラダもココロも疲れ切っていませんか？

あなたはどうしてダイエットをしているのですか？

綺麗になって素敵な男性と出会いたい。やせてカワイイ服が着たい。憧れのモデルさんのようになりたい……。

動機は人それぞれだと思います。

しかし、共通しているのは、心の底で「人からもっと愛されたい＝自分を今よりももっと好きになりたい」と願っていることです。今の自分が好きになれず、新しい理想の自分に生まれ変わりたい。そして幸せになりたい。そう考えてダイエットをしているのではないでしょうか？

ところが無理なダイエットでリバウンドを繰り返し、カラダもココロも疲れ切ってしまう人が増えているのです。

ダイエットの方法が
あなたに合っていない

今、あなたがダイエットに行き詰まっているのなら、あなたが実践していることが、本当に自分を好きになれる唯一の方法なのかどうか、もう一度立ち止まって考えてみてください。

もしかしたら、その方法が実はあなたに合っていないのかもしれないのに、それを唯一の方法だと思い込んでいませんか？　でもあなたの知らなかった食事の仕方が見つかれば、あなたは救われ、ほんとうの幸せを手にすることができるでしょう。

食べることで何かが変わる、そう考えれば、カラダもココロもふっと楽になるはずです。

伊達　友美

伊達式ダイエットセラピー

1

ダイエットの基本は「食の本能」を取り戻すこと カロリー神話をぶち壊せ!

001

ストレスフリーなダイエットをしよう

ダイエットって「我慢」？

ダイエットのイメージは一言で「我慢」です。我慢することがダイエットだと、かつて私もそう信じていました。

なんと私は小学生の頃からダイエットをしていたのです。20代半ばまでは「低カロリー」が日々のスローガン。炭水化物や油は一切摂らず、肉や魚もほとんど食べない。

低カロリーだけではやせない

カロリー計算に徹してダイエットに励み、それでもやせられなければ、摂取カロリーをさらに減らす、それでもだめならもっともっと……と、どんどん自分を追い込んでいったのです。嫌いな食べ物でもこれが効くと人に聞けば、我慢して毎日食べました。それは「我慢」を超えて、もはや修行のようなものでした。

食事制限以外にもダイエット本や、ダイエット特集をしている雑誌を買いあさって読みふけり、矯正下着や通信販売のダイエット器具などを買って、ありとあらゆるものを試しました。

そんなこんなで、私が今までにダイエットにかけた金額は5000万円ほど。

後で聞いたら、5000万円あれば全身美容整形手術が2回は受けられるそうですから、もったいないことをしたものです。

それはともかく、これだけのお金と労力をかけて、私は約30

年間、ずっとストレスフルな生活を送っていたわけです。

一時期、体重はたしかに落ちましたが、その後は必ずリバウンド。肌は荒れ放題、極度の冷え性、体脂肪率もどんどん増加。つらい修行に耐え、大金を使ったのに、私はまったくうまくダイエットできず、幸せにはなれませんでした。

「なんでここまでやっているのにうまくいかないんだろう」

と悲しくて悔しくて、地獄におちた気分でした。

ダイエットのストレスと、結果が出ないストレス。まさにストレスのダブルパンチというところでした。

ストレスフリーがあなたを変える！

ところが、どん底までおちた私を救ってくれたのは、それまでの私の意識にはまったくなかったものでした。

ダイエットは修行じゃない

自分が幸せになる方法はこれしかない、と固く信じていたことから、海外の栄養学に出会うと、気分が一気に楽になって、ダイエットは修行じゃないと気づきました。

今のあなたは「我慢」という、ダイエットの苦しさに耐え抜くことだけに満足していませんか?

ストレスフルなダイエットで行き詰まっているのに、無理して我慢を続けなくてもいいのです。

我慢で生まれるストレスは、かえってあなたのカラダとココロをむしばみ、ウツや摂食障害へと追い込んでしまうかもしれません。我慢してもだめなら、ストレスを少し減らしてみようかな、と考えればよいのです。私にとってはその方向転換が幸せへの第一歩でした。

本来、生き物は自分が何を、どのくらい食べればよいのかということを本能でわかっています。野生動物は食べすぎるということはありません。人間に飼育されている動物は、メタボになってしまうのです。

我慢のダイエットに走る人は、自分が生きていくために何が、どのくらい必要なのかということを体で感じることができず、食べることに対する「本能」を失った状態におちいります。

ダイエットの基本は「食の本能」を取り戻すということ。

食べたいという気持ちをストイックに我慢することではないのです。

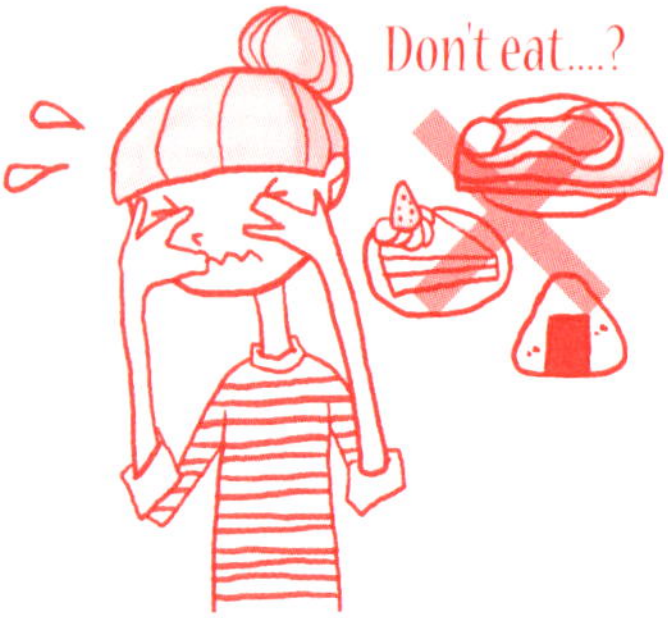

002 「ダイエット」=「体重を減らす」ことじゃない

154cmで49kgなのに「肥満」だった私

20年前、私は身長が154cm、体重が49kgでした。

この数字だけをみれば、標準よりも少しやせているという印象を受けます。

しかし、このとき私の体脂肪率は31%でした。

体脂肪率の正常域は年代によって少し違いますが、男性は15

〜20％。女性は20〜25％。つまり体重のうち4分の1から5分の1ほど、カラダに脂がのっているのが丁度よいのです。マグロの刺身でいうと赤身ですね。

25〜30％の間が境界域と言われていて、「やや肥満」。まあ「中トロ」ですね。ところが体脂肪率が30％を超えると、これは「大トロ」。立派な「肥満」となります。

つまり、23歳の私は、立派な大トロで肥満だったというわけです。

美しくやせられなければ意味はない

身長154cm、体重49kgという、一見健康的な数字は涙ぐましい我慢の結果でした。でも体脂肪率からみると立派な肥満だったのです。今までの最高体重が65kgで、それから49kgまで落

ダイエットの意外な罠

としたのだから、てっきり自分は「やせて綺麗になった」と思っていたのです。ところがある日、会社の同僚に「伊達さんって体重55kgくらいですか？」と聞かれました。

「やせて綺麗になった」と信じていたのに、これはかなりショックでした。

体重が49kgなのに、55kgにみえる女。

これは最悪です。せっかく血のにじむようなダイエットに耐えて体重を減らしたのに、綺麗にみえないのでは、本末転倒。

ダイエットの目標は、あくまでも「綺麗にやせる」ということです。「体重を減らす」ことではない、ということを忘れないようにしてください。

体重を減らす＝美しくやせることと、固く信じていた私がハマった、ダイエットの意外な罠でした。

30

実体重よりも太ってみられてしまうのはなぜ？

長年のダイエット人生で、私の最高体重は65kg、最低体重は拒食になってしまったときの39kgです。

26kgの差があります。

これは俗に言う、「激やせ」です。激やせなんて、ダイエットをしている人からみれば、夢のような言葉ですよね。

でも、他人からみて39kgにみえたのか？　と言ったらそれはまた別の話です。

すでにお話ししたように49kgのとき、会社の同僚に「伊達さんって55kgくらいですよね？」と言われたのですが、たしかに39kgのときも49kgのときも、当時の写真では実体重よりも太ってみえます。

なぜでしょう。それはもちろん、体脂肪率が多いからなのです。

「体重」という数字にふりまわされるな

みなさんも学生の頃に習ったと思いますが、筋肉は、食べないと足りないカロリーを補うために消費されてしまいます。筋肉のモトになるたんぱく質まで減らすような食事制限でやせた場合、筋肉がどんどん減ってしまいます。もちろん脂肪も多少落ちはしますが、単純に体重に対して筋肉の割合が減る、つまり脂肪の割合が増えてしまうのです。

体脂肪の割合が多い体というのは、全体的にプヨプヨして締まりのない印象になります。

そして、実体重よりもぽっちゃりしてみえてしまう、というのは当然なのです。

食べたい物を我慢してやっと落とした体重なのに、やせてみえないなんて悲惨ですよね。

ですから、「体重」という数字にふりまわされて、一喜一憂するのはもうやめましょう。

003

今までのダイエットと逆転の発想をしてみよう

これが一番いけないと自分で思うことはなんですか

私は今まで約5000人の方の食事指導をしてきましたが、よく質問させていただくのは、

「これが一番いけないとご自分で思うことはなんですか」

ということです。

「仕事上、付き合いの飲み会が多い」

他に意識を向けることが大切

「仕事が忙しくて食事が不規則」

「甘い物や揚げ物が大好きでやめられない」

など、悩みは人それぞれです。

でも私は、それを直すようにとは絶対に言いません。

なぜなら、その人が、これが原因でやせられない、と気にしていることは、その人の嗜好や環境の問題が原因で、簡単に変えられることではない場合が多いからです。

問題なのは、そのことばかりに気を取られて他のことにまったく意識が向いていないこと。そのことがもっと大きな問題なのです。

そもそもダイエットは、自分の思いや生きる本能にそぐわない、無理なことなのですから、結局はストレスフルなダイエットとなり、「またリバウンドしてしまった……」と、自己嫌悪におちいることは目にみえています。

そして罪悪感にかられて繰り返してしまいます。それによってストレスはさらに倍増していくわけです。

そこで私は、いつも「これを直せば私はやせられるのに、と思っていること以外で何とかしましょう」とまず言います。

かつて私もダイエットの基準は「カロリー」、これ以外にはないと信じていました。

でも、私を救ってくれたのはカロリーではなかったのです。

だから、みなさんも自分が「これをやめればやせられる」ということに固執しすぎないでください。他の方法で、いくらでも何とかなるはずですから。

「食べていないのにやせない」の謎

私は現在、3つのクリニックで栄養指導を行っています。

ダイエットの基準はカロリーじゃない

そこに来る患者さんたちには、まず3日間の食事内容を、朝昼晩、間食、飲んだ物、すべて書いてきてもらうようにしています。実際にその方たちの食事をみてみると、ものすごく食べすぎているのかというと、実はそうではないのです。

大体3日間の食事記録から、1日当たりの平均摂取カロリーを計算すると、1日当たり1500kcalくらい。

ちなみに1700kcal程度が、ほとんど運動をしないという女性が1日に必要な栄養摂取基準ですから、みなさんそれよりも食べていません。

しかし、体脂肪に目を向けてみると、平均26・3％で肥満気味。「中トロ」くらいになっている方が非常に多いのです。

つまり、「食べていないのにやせない」ということです。

厳しい食事制限をしているのに、なかなかやせられないという悩みを抱える人は、ダイエットの基準がカロリーや食事量ではなく、別のアプローチが必要だと認識することが大切です。

食事量さえ抑えればやせるということだけがダイエットの王道なら、私のところに相談に来る人はいないはずですから。

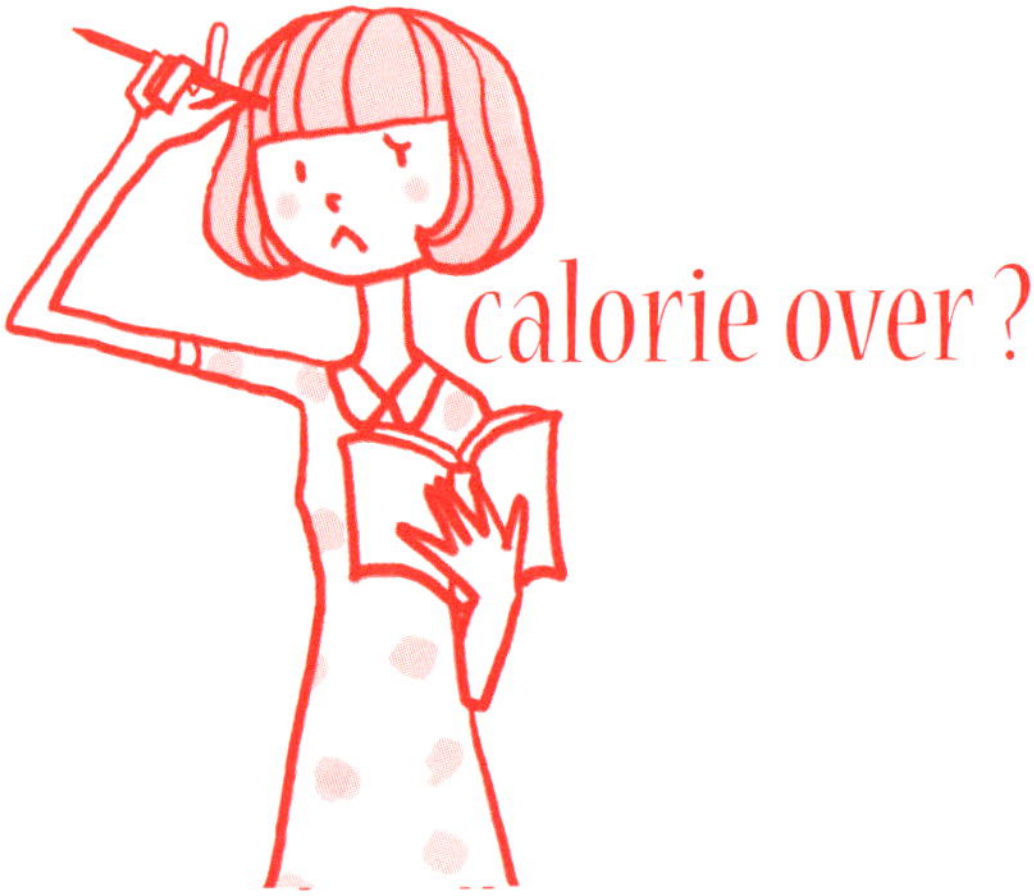

004 なぜダイエットとリバウンドを繰り返してしまうの？

ストレスがたまればキレるのは当たり前

長年ダイエットをしてきた人なら、だれでもリバウンドの経験があると思います。極端な食事制限の後、過食でリバウンドを繰り返した人も多いのではないでしょうか。

では、やせた体重を維持できないのはなぜでしょう。

それは、そのダイエット法が体と心に大きなストレスをかけ

キレて過食するのがリバウンドの理由

てしまうからです。

あなたは1年365日休まず仕事ができますか？

できないですよね。

リバウンドしてしまうのもそれと同じ理由です。

食べない＝摂取カロリーを制限する、というダイエットは、生命を維持するために、体と心が必要な栄養素が足りなくなるわけです。

したがって、体の細胞ひとつひとつに、そして精神的にも大きなストレスを与えてしまいます。

人間はストレスがたまって耐えきれなくなったらどうなりますか？

もちろんキレて暴走しますよね。

それこそ、抑圧された感情が爆発するように、あなたの体もあなたにキレて過食という暴走をするのです。その結果リバウンドして、また元通り。

そして、再び食事制限→リバウンドという悪循環におちいっていくのです。

その最悪のスパイラルを断ち切るには、できるだけ体にも心にもストレスのない方法でダイエットをすることです。

あなたに合ったダイエットは、決して辛いものではないはずです。ストレスをためないダイエットだけが、あなたをリバウンドの恐怖から解放してくれるでしょう。

やせたり太ったりを繰り返すのが一番体に悪い

ダイエットしても体重が減らない。それだけならまだよいのですが、ダイエットの失敗で一番始末が悪いのはリバウンドです。

持続可能な食事をすることが大切

やせたり太ったりを繰り返すのが、実は一番体に悪いことだということを知らなければなりません。

つらい食事制限の後に過食、というパターンが多いのですが、この場合、あまり食べ物が入ってこないので体は省エネモードになっていますから、過食を起こすと摂取したカロリーを体が消費しきれず、その結果、体脂肪は増えてしまいます。

悲しいもので、人間は食事制限だけで減量すると、筋肉が減っていき、リバウンドで太るときは体脂肪が増量します。

ということは、ダイエットとリバウンドを繰り返すと、そのたびにどんどん体脂肪が増え、やせる前よりもっとひどい状態になるわけです。

これは恐ろしいことです。私も過去にやせたり太ったりを繰り返して、ついに体脂肪31％の大トロになってしまいました。

ここで大切なのは過食をしないように我慢しろ、ということ

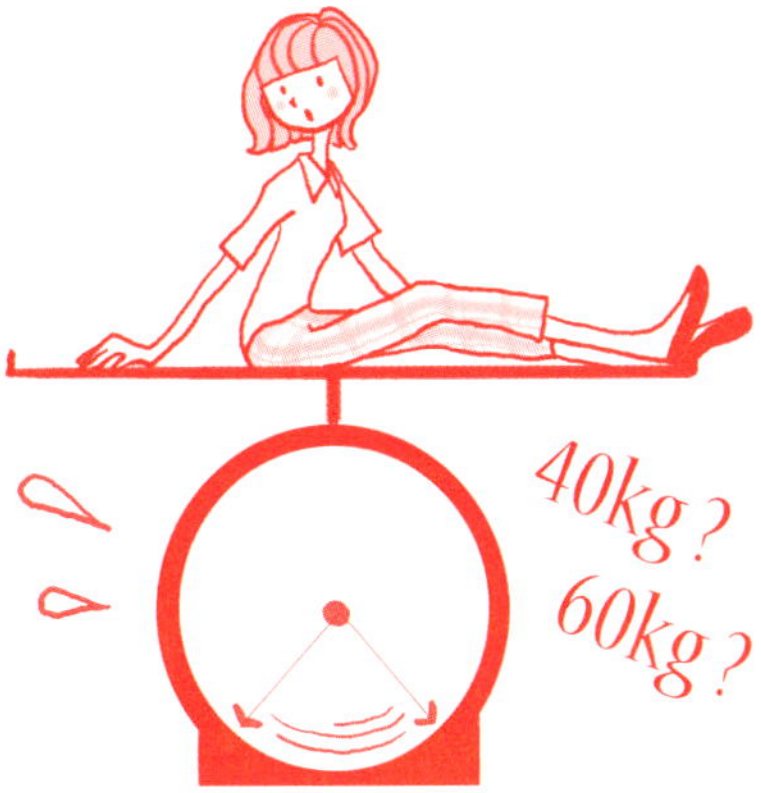

ではありません。
過食は、つらい食事制限にもう体と心が耐えられず大爆発を起こした状態ですから、この大爆発が起こらない方法でダイエットすればよいのです。
だから私は、ダイエットは修行じゃない、ストレスをできるだけ取り除いて自分に合った食事をすることだと言い続けています。

005

低カロリーなだけでは体脂肪は上手く燃やせない

カロリーという数字の呪縛から抜け出そう

23歳の頃の私は、体脂肪率31％の立派な肥満でした。

でも、それは高カロリーな物を食べまくってそうなったわけではありません。

むしろその逆。1日大体700～800㎉と、普通の人の約1食分のカロリーに抑えた食生活を懸命に続けていたのです。

炭水化物や油は必要

カロリー計算は完璧で、炭水化物や油も一切摂らない。低カロリーな食事さえしていれば、完璧に綺麗でやせた体を手に入れることができるという「カロリー神話」を信じていたのです。

そんな厳しい食生活をしていたにも関わらず、結果は体脂肪31%の大トロ。

私が、常々「カロリーは気にしないで」と言い続けているのは、気にしてもやせなかった実体験からです。

摂取カロリーさえ減らせば綺麗になれる、というわけではありません。

まずは、「カロリー」という数字の呪縛から抜け出すことが先決です。

低カロリーすぎると意外にやせない

あなたの食事は、こんにゃくや寒天、鶏のささみ……など、低カロリー食品ばかりになっていませんか？

ここで実際に私がカウンセリングした患者さんの例をあげてみましょう。

Aさんは、159㎝、60㎏で、みた目にも少しぽっちゃりした体型です。彼女は、全身が冷えていて頑固な便秘に悩んでいました。

食事内容をみてみると、

朝はヨーグルト一口、一個ではなく一口です。

そして、もずく、枝豆、こんにゃく麺、グレープフルーツが1個半。

昼はベーグルサンドと麦茶。

わびしい食事では美しくダイエットできない

夜はヨーグルト少々、豆腐、こんにゃく麺、五穀ご飯。

どうですか、この極端にヘルシー？　な食生活。

やせたい、お通じをよくしたいという気持ちが痛いほど伝わってきますよね。

1日当たりの摂取カロリーは約685㎉です。これは普通の人の1食分以下なのですが、この食生活を続けているのにまったくやせなくなってしまったのです。

ちなみに、Aさんの体脂肪は32％ですから、23歳のときの私と同じ「大トロ」で肥満ということになります。

このケースをみて、あなたならどう思いますか？

なぜAさんは摂取カロリーを、これほど抑えているのにやせないのか？

その原因はAさんの食べている内容にあります。

おそらく今よりもっと減らしても、やせることはないでしょう。

低カロリー食品＝代謝を上げる力が弱い

カロリー神話にだまされるな

そもそも、あなたはどうしてカロリーが高い食べ物は太ると思っているのですか？

カロリーが「体重を増やす」の単位だと思っているからではありませんか？

摂取カロリーを制限することがダイエットの基本という「カロリー神話」が、そのような幻想を作り出してしまったのです。

カロリーは熱を作る大きさ「熱量」の単位です。

その単位が食べ物に表示されているからといって「熱量」の分だけ「体にお肉」がつくわけではありません。

実際には、摂取カロリーが少なければ少ないほど、体内で熱を起こす力は弱くなり、体が冷え代謝が低くなってしまいます。

つまり、ただ低カロリーなだけでは体脂肪を燃やす力が弱まることもあるのです。

毎日一生懸命低カロリー食にすることで、実はあなたの体はどんどん体脂肪がつきやすくなっているのです。

ここが、カロリー神話の恐ろしいところ。

ですから、ダイエットのために無理やり低カロリー食品ばかり食べるのは逆効果になることもあるのです。

高カロリー食品＝太りやすいとは限らない

一方で、ダイエットしている人が避ける食べ物の典型は、炭水化物、肉や魚などのたんぱく質、そして油です。

これらはどれもカロリーが高いので、摂取カロリーを抑えればやせられるという考え方なら、できるだけ食べないほうがよいと考えがちです。

しかし、あなたは「代謝を上げる」というフレーズを耳にしたことがありませんか？

これらの高カロリー食品には、体のなかで熱を作り出し、代謝を上げやすくしてくれる働きがあります。

いくらカロリーを制限しても、体のなかで代謝が上がらなければ体脂肪は燃やせません。

カロリーは太るかやせるかの「単位」じゃない

ダイエット関連の情報には、「カロリー」という単位がつきものですね。また、コンビニやファミリーレストランにいくと、お弁当のラベルやメニューには、ほとんどカロリー表示がされています。あなたも、食べる物を選ぶとき、ついついみてしまいませんか？

摂取カロリーを抑えてもまったく無意味

もちろん、知らず知らず高カロリーな物ばかり食べて太ってしまった人には、必要な情報でしょう。

しかし、食べすぎていないのにやせないと悩む人には、あまりありがたくない情報な気がします。

繰り返しますが、カロリーはあくまでも熱量の単位です。

体脂肪を減らすには、消費カロリーが摂取カロリーよりも多くなればよいのです。

体のなかで消費する力（＝代謝）、つまり体脂肪を燃やす力がアップしなければ、いくら摂取カロリーを抑えても意味がないのです。

食べ物は食べる前のカロリーの数値ではなく、体内でいかにカロリーを消費してエネルギーに変えるか、ということのほうが重要です。

それにも関わらず、食べる前のカロリーの数値＝太るかやせ

カロリーだけでは太るかやせるか決まらない

るかの単位と思っている人がほとんどのようです。

ですからカロリー表示があれば、少しでも低カロリーな物を選んでしまうでしょう。

カロリーだけにしか目がいかなくなると、どうしても高カロリーな物を避けてしまう。

大事なのは何カロリーか、ではなく、どんな食べ物かということなのです。

カロリーという「数字」だけで、自分が何を食べるのかを決めるのはやめましょう。

そして、高カロリーでも代謝を上げる食べ物を効率的に摂ることが、綺麗にやせることへの近道だということを、ぜひとも覚えておいてください。

足りない栄養素がダイエットの救世主

患者さんの食事の記録をみると、普通の人に比べても、決して食べすぎているわけではありません。

ほとんどの患者さんがそうなのです。

それでもやせないのは、やせるために必要な栄養素がほとんど足りていないからです。

まず、ビタミンやミネラル。

これは果物や野菜が足りないということです。

2つ目はたんぱく質。

つまり肉や魚、卵です。たんぱく質は筋肉や骨、内臓のもとになる栄養素なのですが、カロリーを気にして減らしているという方が非常に多いのです。

それから3つ目は、良質な油です。

よい油はやせるために重要な役割をはたす

この質のよい油というのが、やせるために非常に重要な役割をはたします。

野菜や果物はともかく、肉や魚、とくに油はできるだけ摂らないようにしているという人が、多いのではないでしょうか。それは大きな誤解です。実はこれらが、あなたを綺麗にやせさせてくれる救世主なのです。

カロリーを「減らす」ことが絶対だと思い込まないでほしいのです。私も、そしてカウンセリングをした人たちも、食べすぎで太っているという方はほとんどいません。

ひたすら食べる量を減らしても、やせにくい体になってしまっては意味がありません。まず、やせやすい体を作るために必要な食べ物をよく知って、「それを食べる」ことを考えましょう。

006 やせるためにに重要なカラダの「冷え」の解消

冷えたカラダはやせにくい

ダイエットで行き詰まる人のほとんどは、「食べていないのにやせない」という悩みを抱えているでしょう。

考えてみれば、食べていないのにやせないのだから、原因は他にあるはずですね。ところが、そのことに気づく人がとても少ないのです。

体を冷やさない
ことが大切

ダイエット中の食べ物や、カロリー計算の問題点については理解していただけたと思います。

でも、まだ見逃せない問題がいくつかあります。

そのひとつが体の「冷え」なのです。

あなたは手足やお腹のあたりがいつも冷たくありませんか？

冷えている体は、つまり熱を起こす力が弱いということですから、カロリー消費が少ない状態です。

体が冷えていると、いくら摂取カロリーを抑えても体が消費するカロリーが少ない、いわゆる太りやすい体になっているということです。

だから、とにかく体を冷やさないことが重要。

まずはその冷えを解消して、やせやすい体づくりを目指しましょう。

きちんと食べれば体は温まる

食べることで体が熱を発する

ダイエットは、摂取カロリーをとにかく減らすこと、と考える「カロリー教」の信者の方々からすると、食べることはいわゆる罪悪です。ですから、きちんと食べてカロリーを摂取するなんて、神の教えに背く、背徳的行為といってもよいでしょう。

しかし、そんな人にも私は「とにかく食べてください」と言います。

なぜなら、食べない人は必ず体が冷えているからです。

あなたは食事中に熱くなって汗が出ることはないですか？

これは食事誘導性の熱代謝という現象です。

食べた物を消化し吸収するために、あなたの内臓が働いています。そのときに体が熱を発しているのです。

でも、食事の量が少なかったり、回数が少ない人は、その食事誘導性の熱代謝という消費カロリーが少なくなってしまう。

当然、消費カロリーが少なくなれば、いくら食事を減らして摂取カロリーを抑えても意味がありません。

ということは、食事をきちんと摂らないと、太りやすい体になってしまう、ということになるわけです。

そう考えると、カロリー教の信者だったあなたも、少しずつでも食べてみようかな、という気持ちになってきませんか？

マッサージで体の外側から、プラス栄養の食事で内側から冷えを解消

体が冷えると、便秘や肌の不調、ホルモンバランスの崩れなどさまざまな女性特有のトラブルが起こりやすくなります。

また、消費カロリーが減ってやせにくい体になりますから、

体を温めることで体脂肪が燃えやすくなる

冷えは女性にとって大敵です。

この冷えによる不調を解消してくれる栄養素が、まず脂質。良質な油なのです。

そして、体を作る材料であるタンパク質。良質な炭水化物、ビタミンやミネラルなどの栄養をプラスして体を温めること。

つまり、足りていない栄養をプラスするという、基本的なことなのです。

血行をよくするためにマッサージをしたりしますよね？

プラス栄養の食事は、体の内側をマッサージするのと同じだと思ってください。

体が冷えている方は、マッサージで体の外側から、プラス栄養の食事で、体の内側から温めれば、効率的に体脂肪が燃えやすい体が手に入りますよ。

じゃがいもとたまねぎとひじきのカレー炒め

伊達式
レシピ①

栄養満点のひじきを温め効果のあるじゃがいも、たまねぎと一緒にカレー風味に仕上げました。

材料

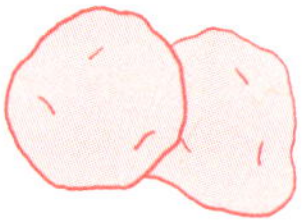

- 乾燥ひじき　大さじ1
- じゃがいも　1個
- たまねぎ　1/3個
- カレー粉　小さじ1
- めんつゆ　大さじ2
- 塩　適量
- こしょう　適量
- なたね油　大さじ2

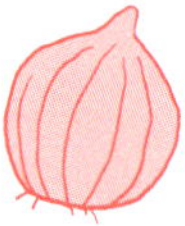

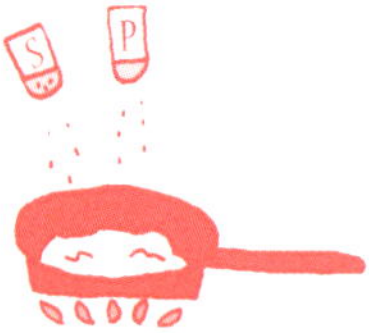

作り方

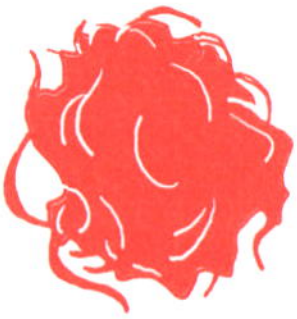

1. ひじきを水に浸し、戻す。
2. じゃがいもは3センチの長さの千切りにする。
3. たまねぎは縦半分に切って、縦に薄くスライスする。
4. フライパンになたね油を入れて中火で熱し、たまねぎとじゃがいもを炒める。
5. 火が通ったら、戻したひじきを入れ、軽く炒める。
6. カレー粉とめんつゆを入れ、塩・こしょうで味を調える。

伊達式食べやせPOINT

ひじきは、牛乳の約12倍のカルシウム、ごぼうの約7倍の食物繊維、レバーの約6倍の鉄分を含む栄養価の高い食品。結構を促し、美肌を保ちます。

伊達式ダイエットセラピー

2

あなたの脳は油を求めている
ココロとカラダにやさしい
究極の油摂りダイエット

007 良質な油で美しくやせる!!

「油抜き」に命をかけていませんか?

ダイエット中、油は最大の敵だ、と思い込んでいる人がほとんどだと思います。私もそう思っていました。

私の母は、食事はなんでも30分で作るというポリシーの持ち主で、カロリー計算や栄養バランスというものには無頓着な人でした。

油も、肉も、魚も
ダイエットには必要

この母の作った食事を食べ続けたら、絶対にやせられない！

そう思った私は、高校生のときから台所に立って、自分で家族全員の食事を作るようになりました。それほどダイエットに夢中だったのです。

一番気を使ったのが、「いかに油を使わないで料理をするか」ということです。

体脂肪31％の肥満体だった23歳の頃もこの食生活でした。

サラダはもちろんノンオイルドレッシング、その他の食材も蒸したりボイルしたりして、油をどれだけ落とすかということが私の料理のテーマだったわけです。

でも、結果は31％の大トロ状態。

それればかりか、顔の下半分はニキビだらけで、体は芯から冷えて両手の指にはひどいしもやけができてしまいました。

今、あなたは油を一滴も摂らず、肉も食べず低カロリーの食事をすることに必死になっていませんか？

食べたい物を我慢しているのにちっともやせず、肌も荒れてしまって、気持ちまで沈んでいませんか？

それはあなたが敵視している油が足りていないせいかもしれませんよ。

やせると信じて毎日食べたのに……

私もかつては筋金入りのカロリー信者でした。油を摂ることは罪だと思っていました。

でも、必死の思いで体重を減らしても、実際の体重より太ってみえてしまいます。

食事制限で極度の冷えに悩み、両手の指がすべてしもやけになってしまったり、顔の下半分がすべてニキビだらけになってしまったり……。やせたいけどやせないということ以外にもいろいろなストレスやトラブルを抱えていました。

とくに肌荒れがひどく、超敏感肌で、なかなか合う化粧品がありませんでした。高校生のときには、すでに高額なランコムのフルラインを使っていたくらいです。

カロリーだけでは痩せない

といっても、私の家はごく普通の家庭なので、一生懸命アルバイトをして化粧品代を稼いでいたのです。

便秘がひどくて、毎朝、ヨーグルトを食べていたときもあります。カロリーが気になるので、もちろん無糖のプレーンヨーグルト。でも、酸っぱくて美味しくありませんでした。

美味しくもない物を我慢して毎日食べ続けたのに、便秘は全くよくなりませんでした。

とくに20代に入ってからは、油は一滴も摂らず、炭水化物も肉も一切食べませんでした。

それでも私はやせなくなったのです。

世のなかにはいろいろなダイエット法があって、私は一通りの方法をすべて試しはしませんでしたが、どうにもこうにもやせませんでした。

それでとにかくやせる方法が知りたくて、栄養学を学び始めたのですが、いくら勉強しても私の長年の疑問に対する答えは見つかりませんでした。

私は「油」でココロの脂肪が落ちた

そんな私を変えてくれたのは、カナダの栄養学者ウド・エラスムス先生の油に関する本でした。

ウド先生は、食用油に関する研究の第一人者で、その考え方は私が今まで知りたかった疑問のすべてに答えてくれるものでした。なぜやせられないのか、肌が荒れるのか、そして冷えるのか……。

よい油を摂ることですべてが解決する！　と確信した私は、少しずつカロリーの呪縛から抜け出し、敵視していたはずの油を味方につけたわけです。

よい油でカロリー教を脱退

油を摂るようになってから、体がだんだんいい感じになってきたので、気持ちも自然と明るくポジティブになりましたし、肌荒れやしもやけ、便秘も改善され、美容にかけていた多額のお金もかからなくなりました。いろいろな意味で、それまでの呪縛からめでたく解放されて、ココロも体も楽になったのです。

油を摂るといいことずくめ、というのは、私自身が体感したことです。

まずは少しでも、油に対する悪いイメージを見直していただけたらな、と思います。

良質な油は体を温め、体脂肪を落ちやすくしてくれる

油抜きの食事は、たしかに摂取カロリーを最少限に抑えることができます。でも油を抜くと、体が冷えやすくなってしまうのです。

油はたんぱく質や炭水化物よりも高カロリーです。カロリーは「熱量」の単位ですから、高カロリーな油は熱をたくさん起こす力を持っているということです。

だから体が温まるのです。

低カロリーにこだわると、その逆で、体はどんどん冷えていくということなんですね。

油はわずか1gあたりで9㎉ですから、とても効率的な熱源なのです。これを抜いてしまうと、体が冷えやすくなってしま

うというのは当たり前の話だったわけです。
とはいえ酸化した油など、体によくない油はできるだけ控える必要があります。
良質の油を、できるだけフレッシュな状態で使うことが重要です。
油も生ものだと考えるようにしましょう。
良質な油を上手にプラスして体脂肪が燃えやすい体を作っていきましょう。

酸化した油は排除し
よい油を摂ろう

女性の体は油に影響されやすい

私は20代半ばまで、ほとんどといってよいほど、食事から油を抜いた生活をしていました。

でもどうしてもやせられませんでした。

68

油を味方につけよう

私が今、こうして、自分の目指した体型キープできているのは油のおかげだと思っています。

なぜなら、油を摂るようになってから、太りにくくなったからです。

カロリーと体重だけが基準だったストレスフルな生活から解放され、ココロが楽になりました。

女性は特によい油を摂るようにすると、とてもキレイにやせやすいのです。

その理由は、女性のほうが男性に比べて元々体脂肪率が高く、油の影響をダイレクトに受けやすいからです。

ですから、女性にとっては、この「油」をいかに味方につけるかということが、とても大切なのです。

あなたの脳は油を求めている

脳は半分以上脂質でできている

あなたの体の機能のすべてをコントロールしているのは脳です。また、気分や記憶、好みや考え方、ココロの状態、精神状態も脳がコントロールしています。

ですから、体にもココロにも脳の働きが重要になってきます。実はこの脳、その半分以上が油でできていることを知っていますか?

だからこそダイエットで油を抜いてしまうと、イライラしたり、気分が落ち込んだり、不安定になったりするのです。

そして、極端な油抜きを続けると、脳が栄養不足になって、油に対する極度の飢餓状態となり、過食などの摂食障害などを起こしやすくなってしまう、というわけです。

私はこれを脳が起こす大爆発と呼んでいますが、ダイエットにまつわるトラブルというのは、実は油不足による脳のSOSだったのです。

今、あなたの脳は油を求めてSOSを発信していませんか？

もしそんな状態だったら、すぐにでも、あなたの脳を良質の油で潤してあげてください。

モテたいなら油を摂れ！

多分、いい女になりたくないなんて思ってダイエットをしている人は一人もいないでしょう。

女っぷりを上げるには、まず女性ホルモンを活性化させることです。では、この女性ホルモンは何でできているのか。

実は油です。

油を抜くと、女性ホルモンを作る材料がなくなってしまうの

女性ホルモンは油でできている

で、ホルモンのアンバランスがおきやすくなってしまいます。

その結果として、PMS（月経前症候群）や生理痛、生理不順、更年期障害など、さまざまな女性特有のトラブルが起こりやすくなるのです。

私のところに相談に来られる方には、生理が止まってしまっているケースが多いのです。

ここで、生理が止まってても楽でいいじゃない、だから高カロリーの油は絶対摂らない！　と思った人、少し考えてみてください。生理が止まるということは、女性らしさが失われるということ。ですから、男性からみればあまり魅力のない女になっているということです。

オスが見向きもしないメスよりも魅力的でモテる女を目指したくないですか？

いい男を手に入れるには、油を摂ることがとても重要なのです。

やせてはいるけど油不足で乾いた女より、油を摂って、女性ホルモンを整え、魅力的なフェロモンとオーラを作りましょう。

将来寝たきりにならないためにも油は大事

ダイエットをしているときは、ただやせればいいということしか頭にないものです。

今、この瞬間の食生活が、未来の自分をつくっていくということを考えたことがありますか?

女性ホルモンは油がモトになりますから、油抜きを続けると女性特有のトラブルをたくさん抱えやすくなります。

あなたが将来、更年期を迎えたときも同じ状態になるでしょう。通常更年期になると、女性ホルモンの分泌が急激に下がってしまうのです。

でもよい油を日常的に摂っている人は、この女性ホルモンの低下が緩やかになり、更年期の不調もそれほど重くならないでしょう。

逆に油不足の生活を送ってきた人は、重いトラブルに苦しむことになるかもしれません。

油不足は更年期にトラブルをまねく

そして、もっと年齢を重ねた時のことを考えましょう。

女性ホルモンは骨の生成にも関連の深いホルモンなのですが、これは「寝たきり」の問題に関わってきます。

寝たきりになるのは、男性よりも女性のほうが、実は多いのです。年をとると骨がスカスカになる骨粗しょう症という病気のことは、あなたも一度は聞いたことがありますよね。

この病気は圧倒的に女性に多く、骨がスカスカになって骨折しやすくなります。高齢の方は骨折をきっかけに寝たきりになるケースが非常に多いですから、必然的に寝たきりも女性が多いということになるわけです。

ですから、私は「女は一生油が命！」と考えています。

自分の将来の体のことを考えて、今の食生活を一度見直してみてください。何が今の自分に必要なのか、自然とみえてくるはずです。

化粧品よりも、食べる油にお金をかけよう

ダイエットで肌が荒れるのはよくあることです。

そのために、あなたは高い化粧品や高級クリームを使っていないでしょうか。

私は、油を一滴も摂っていない頃、顔の下半分がニキビだら

高い化粧品よりもよい油を摂ろう

エゴマ油・アマニ油 グリーンナッツ油等

けでした。高校生のとき、すでにランコムのフルラインを揃えたという話は、もうしましたよね。

それから50万のローンを3回も組んで美顔器を買ったり、皮膚科にいったり、エステにいったり……。

ダイエットだけじゃなくて、肌のトラブルにもいくらお金を使っていたのか、今考えると恐ろしくなります。

お肌の健康にも、油が重要な働きをしています。

細胞膜や皮脂も油で作られていますから、良質な油を摂ることで、よい肌細胞と皮脂が作られます。

よい皮脂で肌がコーティングされると、肌が本来持っているバリア機能が高まります。

ですから高い化粧品や高級クリームを使わなくてもよくなるはずです。

自分の体から皮脂にいきわたる油が、何にも勝る天然の高級クリームというわけですね。

また、よい油を摂れば全身の肌に届きますから、塗ったところにしか効かないクリームよりも効率的です。

ニキビもよい油を摂ることで整ってくるのです。

だから油にお金をかけたほうが絶対経済的かつ効率的です。

肌のトラブルを解決したいと思ったら、化粧品にお金をかけるよりも、食べる油にお金をかけましょう。

ココロの健康も油が取り戻してくれる

脳は油でできています。あなたのココロは脳がコントロールしていますから、油を抜くとココロのが乱れやすくなるというのは当然なのです。

私の患者さんでBさんという女性がいます。彼女は31歳の会社員、身長152㎝で体重39㎏です。

あなたはこの身長と体重だけをみて「やせていてうらやましい」と思ったかもしれません。

でも、Bさんは便秘でお腹にガスがたまる、かなりひどい冷えむくみがある、胃の不調と生理不順、それで自律神経失調症で電車に乗れない、他人と外食ができないなどの不調に悩まされていました。

体だけでなく、精神的にも少し病んでいるようでした。

Bさんの3日間の食事をみたところ、3日間の摂取カロリーが、なんと1200㎉でした。1200㎉というと、糖尿病で一番厳しい食事制限をする人と同じ数値です。どれほど極端な食事制限をしているのかということがわかると思います。

そこで私は、「とにかく食べてください」と言いましたが、このような人に油を摂らせるのは大変です。

食べる罪悪感をなくさせる

食べることへの罪悪感が、とにかく人一倍強いですから、急に、油を摂ってくださいと言っても無理なのです。

ですから、こういった方に油を摂らせる方法として、キウイやイチゴなど良質な油の摂れるフルーツや、クルミや栗などのナッツ類など、軽そうにみえる食べ物を最初におすすめします。

良質な油なら摂取しても太らない

そうすると、油を摂ることによって、こり固まっていた脳が徐々に癒されてきて、気持ちも明るくポジティブに向かうのです。

そのせいか、だんだんお米を食べてみようとか、お肉も少し食べてみようという気になってくるようです。

Bさんに食事指導して3カ月経ったころの食事では、1日の平均摂取カロリーが2000㎉になっていました。

油で便秘も
生活不順も解消

3カ月で摂取カロリーがおよそ2倍になったのですが、体重は変化なし。

カロリーを基準に考えれば、Bさんは3カ月でものすごく太っているはずですが、体重はまったく変わりませんでした。

そのかわり、便秘も解消して下剤も飲まなくなり、冷えやむくみ、胃の不調も改善。生理不順も改善され、薬を飲まなくても毎月生理が来るようになりました。

そして驚いたのは、電車に乗るのが平気になったこと。

つまり体のトラブルだけではなく、本人の意欲、やる気、気分が軽いなど、気分的なことまで変わったということなのです。

脳に油をプラスすることで、Bさんはココロの健康まで取り戻すことができました。

あなたが今、なんとなくやる気が出ない、何をするにも意欲がない、と感じているのなら、それは脳に油が足りていないいからかもしれませんね。

「良質な油」ってどういうもの？

私は油で救われたという話をしましたが、どんな油でもよいわけではなく、「良質な油」を摂ることが非常に重要です。脳や細胞、ホルモンの材料になるのですから当然ですね。

では、その良質な油とは具体的には何か、というと、基本的にオメガ３脂肪酸を含む不飽和脂肪酸。植物性のオイルや、魚に含まれるＤＨＡやＥＰＡが該当します。

一番摂りやすいのは魚でしょうか。とくにマグロとサバ、サンマなどの青魚は、ＤＨＡやＥＰＡを豊富に含んでいます。しかし、これらの油は加熱をすると脂質が酸化してしまうので、できれば生で摂るほうがいいでしょう。

お刺身やお寿司、もしそれが難しければイカの塩辛でもよいのです。

それらを週に1回か2回ぐらい食べるようにすれば、それで十分な量が摂れると思います。

どんな油でもよいわけではない

それから調味料としての油は、α-リノレン酸を含むアマニ油、シソ油、エゴマ油がおすすめです。これらの油も熱に弱いので、できれば料理の仕上げに加えるという使い方をしてください。冷蔵庫で保管して、1本は2ヵ月くらいで使いきるように。

サラダや漬物などいろいろな料理にかけて食べるとよいでしょう。

これらの油は独特の匂いがありますので、それが気になるという方は、お味噌汁や納豆など、香りの強い物に加えれば気にならなくなります。

特に納豆にかけて食べると、とても美味しくなります。これは私のおすすめです。納豆が好きな人はぜひ試してみてください。

また、どうしても加熱して使いたいという人は、オメガ3脂肪酸を多少とも含んでいる菜種油がいいでしょう。

手に入れば、「アマゾングリーンナッツオイル」は熱に強いのでオススメです。

あなたの体の細胞の一つひとつにまで良質な油が行き渡れば、きっと体もココロも変わってくることが、実感できるはずです。

良質な油を含む物なら、間食もスイーツもOK

女性の好きな物といえば、甘い物。

ダイエットで甘い物や間食を、泣く泣く我慢している人も多いと思います。

オメガ3は大切

でもよい油を含む物なら、どんどん食べてください。

具体的には、ナッツ類。クルミや栗は、オメガ3を含む良質な油を含んでいますのでおすすめです。

クルミはナッツのなかでも高カロリーと敬遠されがちですが、ナッツのなかで一番オメガ3を含んでいますから、積極的に摂りましょう。

また、栗は「焼栗」や、むいてある物でもよいので、小腹がすいたらちょっと食べてみてください。

それからスイーツを食べるときも、モンブランを選べば少しオメガ3が摂れます。

また、果物なら、キウイやイチゴ。種ごと食べられる果物にはオメガ3が含まれています。

種類を選べば、ダイエット中でも、間食が楽しめますよ。

お通じを整えるのにも油！

　ダイエットをしている女性の共通する悩みのひとつに、お通じの不調があります。

　毎朝ヨーグルトを食べたり、水分をたくさん摂ったり、寒天など食物繊維が多い物を摂ったり、みなさん涙ぐましい努力をしているのですが、一向に改善されない。

　このような場合、大体、体が冷えています。

　つまり、体を温める油が足りていない、ということです。潤滑油という言葉がありますが、文字通り油を摂ると便がツルっと排出されます。

　想像してみてください。

　油が足りないカサカサの腸にある、これまたカサカサの繊維質たっぷりの便。なかなかスムーズには排泄されないでしょう。

ところが、油を摂るとお通じが改善されるということが非常に多いのです。

どんな方法を試してみてもお通じが悪かった人は、ぜひよい油を食事にとり入れてみてください。

伊達式レシピ②

れんこんとごぼうとにんじんの豆腐＆くるみ和え

食物繊維たっぷり！　便秘がちな女性におすすめの根菜を使った小鉢です

材料

- れんこん　1/4本
- ごぼう　1/4本
- にんじん　1/3本
- くるみ　3粒
- 木綿豆腐　1/3丁
- めんつゆ　大さじ2

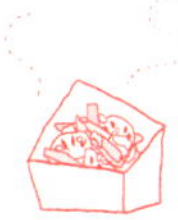

伊達式食べやせPOINT

ごぼうとれんこんは、ともに食物繊維が豊富で便秘がちな女性に最適な野菜。とくに、ごぼうは根菜なので体を温める効果も。くるみで良質な油を摂ることもできますから、冷えからくる便秘にお悩みの方におすすめです。

作り方

1. れんこんは薄いいちょう切りにし、酢水（材料外）につける。
2. ごぼうは斜め薄切りにし、水にさらす。にんじんも薄切りにしておく。
3. 鍋に湯（材料外）を沸かし、1と2をゆでる。
4. くるみはビニール袋に入れ、めん棒等で叩いて砕く。
5. ボールに手でくずした木綿豆腐とくるみ、めんつゆを入れ、混ぜ合わせる。
6. 5に、ゆでたれんこんとごぼう・にんじんを加え、和える。

008

自分の体が何でできているかを考える

筋肉だけが体で熱を起こすことができる

ダイエットとは、自分の体を変えること。つまり、自分の体と向き合うことですが、あなたはダイエットの方法にばかり目が向いていないでしょうか。

自分の体が何でできているか、ということを考えたことがありますか？　内臓、骨、筋肉、髪の毛、爪、皮膚、これらはすべてたんぱく質でできています。

やせやすい体になるには、カロリーを消費しやすい、熱を起こしやすい体になることが重要です。

体で熱を起こすことができるのは筋肉だけです。

たんぱく質を含む肉や魚を摂らなければ筋肉は上手く作られません。その結果、体内のエネルギー代謝が下がってしまい、太りやすい体になってしまうのです。

熱を起こしやすい
体をつくろう

骨の主成分はたんぱく質

また、骨はカルシウムでできていると思っている人が多いようですが、それだけでは骨はできません。

骨の主成分は、実はたんぱく質（アミノ酸）なのです。

ダイエットをしている人は、カルシウムのサプリメントを摂っている人が非常に多いですね。

でも、肉や魚などを一切食べないで、カルシウムを摂っても骨にはなりません。

骨はアミノ酸とカルシウム、ビタミンDと一緒に摂取すべし

骨は、アミノ酸と、カルシウムとビタミンDを一緒に摂ることで生成されるのです。

ですから、たんぱく質（アミノ酸）という、体を作る上で一番大切な栄養素が足りないのに、ビタミンやカルシウムといった微量の栄養素をいくら摂ってももったいないのです。

つまり、たんぱく質が足りないと、太りやすい体になって、さらに骨がスカスカになってしまうというわけです。

怖いですよね。自分の体が一体何でできているのか？　ということを、ぜひ一度考えてみてほしいのです。

伊達式ダイエットセラピー

3

食べてこなかったモノも心強い味方！どうするあなたのダイエット

009 あなたが我慢している肉、実はダイエットの味方です

お肉はダイエットの敵ではない

お肉が好きな人は多いですよね。

お肉は油と並んでダイエットの大敵と思われていて、大好きなのに我慢している人が多いのです。

かなり高カロリーですし、カロリー神話を信じている人たちは、皆さん肉抜きの食事をしています。

でも、お肉はたんぱく質のかたまりで、鉄分も豊富。

消化するのにカロリーを多く使う食べ物です。

お肉は燃え残りが少なく、体に残るカロリーが少ない食べ物です

食べても燃え残りが少なく、体脂肪に変わるカロリーが少ないのがお肉。焼き肉やしゃぶしゃぶを食べると、体が熱くなってどっと汗をかいたりしませんか。

お肉のように、いわゆるスタミナ食、熱を起こす食べ物は、体を温めてくれます。

お肉を抜くと冷えやすく、体脂肪が燃えにくい体になってしまいます。ダイエット中だからといってもお肉は我慢しなくても大丈夫。

010 「鶏のささみ」ばかり食べていませんか？

ダイエット中なら鶏肉ってほんと？

「体を温めるためにお肉を食べてください」と、ダイエット中の人に言うと、「鶏のささみならやせやすいですよね？　低カロリーだし」という答えが、よく返ってきます。

私もかつてお肉を我慢していましたが、やっぱりたまには食べたくなります。そんなときは鶏のささみばかりを食べていました……。

鶏肉よりも牛肉や豚肉、羊や馬など、赤身の肉のほうが体内で熱を作る力が大きい

鶏肉は低カロリー、たしかにその通りです。ダイエット中なら鶏肉、と思っている人が多いと思います。だから鶏肉を食べるのが正解、と考えがちなのです。

でも、体脂肪を燃やしやすいということで言えば、鶏肉よりも牛肉や豚肉、羊や馬などの赤身のお肉のほうがミネラルも多く、体内で熱を作る力が大きいのです。赤身の肉は体を冷やしません。

赤身のお肉には
体脂肪の燃焼を助ける
Ｌ－カルニチンが
たくさん含まれている

赤身のお肉には、体脂肪の燃焼を助けるＬ－カルニチンというアミノ酸の一種が多量に含まれています。もしあなたが、高カロリーだからと、赤身のお肉を無理やり食べないでいるのなら、我慢しなくても大丈夫。安心して、美味しくお肉を食べて、体脂肪をどんどん燃やしましょう。

伊達式
レシピ③

水菜とオリーブオイルとプルーンのカシューナッツ入りマッシュルームのサラダ

女性にうれしい栄養がたっぷりのプルーンを使った水菜のシャキシャキサラダです

材料

・水菜　1/4束
・マッシュルーム　2個
・プルーン　3個
・カシューナッツ　4粒
・オリーブオイル　大さじ2
・白ワインビネガー　大さじ1
・塩　適量
・こしょう　適量

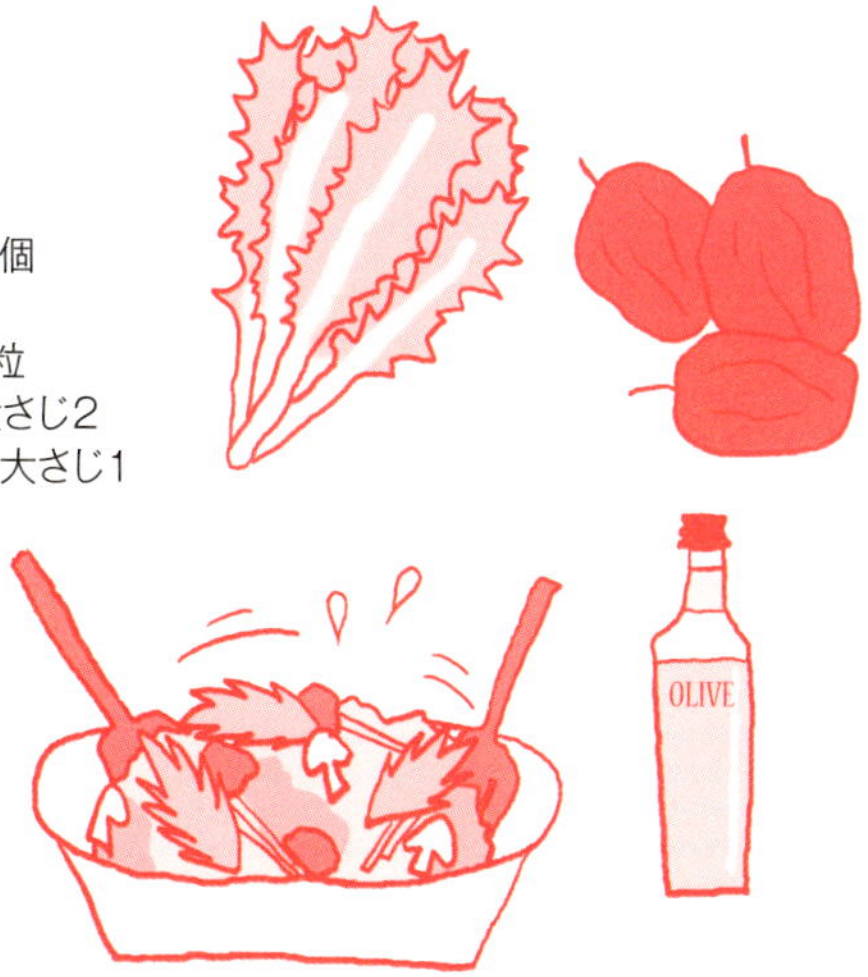

作り方

1　水菜を4センチ幅くらいに切り、水に浸してシャキッとさせる。

2　マッシュルームとプルーンは4等分に切っておく。カシューナッツを細かく割る

3　1と2をボールに入れ、オリーブオイル、白ワインビネガー、塩・こしょうで和える。

伊達式食べやせPOINT

水菜に含まれる水菜ポリフェノールには、酵素の働きを活性化する作用が。ぜひサラダで食べたい野菜です。また、食物繊維豊富なきのこ類にはデトックス効果が。ミネラルや免疫成分たっぷりでダイエットに最適です。

011
ダイエット中でもお肉や卵は意外とたくさん食べられる!

どのくらい食べられるかが気になるところ?

良質のたんぱく質は、ダイエット中でもしっかり摂ってください。でも、一日にどのくらい、お肉を食べてもOKなのでしょうか?
栄養学的には1日40~50gとか体重1kg当たり1gとか、いろいろ言われていますが……。

1日に食べてほしいたんぱく質食品の量はおおむね手のひら2枚分

食べてほしいたんぱく質食品の量は、1日に手のひら2枚分。手のひら1枚分というと、お肉ならステーキ1枚、魚の開き1枚、オムレツ1皿分くらいでしょうか。そう考えると、意外にたくさん食べられますね。スパゲッティにのっているハムやベーコン、おにぎりに入っているシャケやツナも、せいぜい親指大ぐらいのもの。それでは全然足りません。自分の食生活を振り返ると、たんぱく質が足りてないな、お肉も魚もそんなに食べていいんだ、と思いませんか？

1日単位ではなく卵は1週間で7個と考えればオムレツだって食べられる！

また卵は1日1個とよく言われますが、オムレツなどは必ず卵2～3個は使います。

1日1個だと一生オムレツは食べられないことになってしまいます。

ですから、1週間に7個というのを目安にしてください。1日きっちりこのくらいというのを決めてしまうとなかなか上手く食べられません。

どんぶり勘定くらいでOK、と気軽に考えて食べるようにしてみると、ストレスなく続けられると思います。

伊達式
レシピ④

骨付きラムと温野菜

香ばしいスモークの香りでいつもの野菜が
大変身！　羊肉特有の臭みも気になりません

材 料

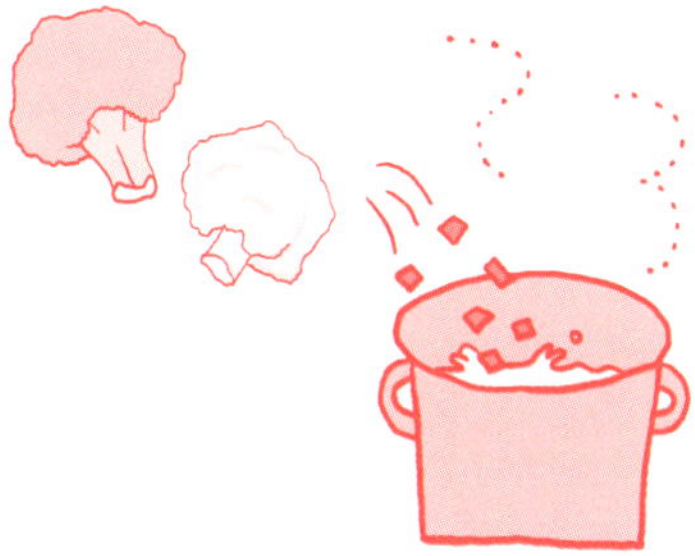

- 骨付きのラム肉　2本
- カリフラワー　1/5株
- ブロッコリー　1/5株
- スナップエンドウ　4本
- 赤・黄パプリカ　各1/6個
- ウッドスモーク（桜）　適量
- 塩　適量
- こしょう　適量
- オリーブオイル　適量

作り方

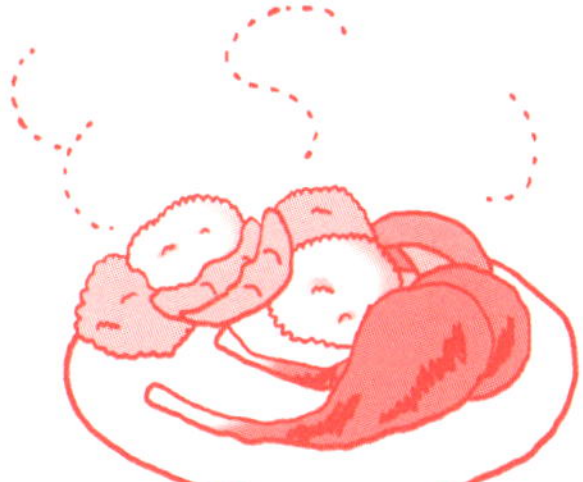

1. 骨付きのラム肉に塩・こしょうで下味をつける。
2. カリフラワーとブロッコリーはひとくち大にカットし、スナップエンドウはへたと筋を取っておく。パプリカは縦に1センチ幅に切る。
3. 鍋に湯（材料外）を沸かし、塩をひとつまみ入れ、2の野菜を下ゆでする。
4. フライパンにオリーブオイルを入れて中火で熱し、1のラム肉をしっかり火が通るまで焼く。
5. 土鍋にウッドスモークを置き、火をつける。煙がくすぶってきたら、骨付きのラム肉と野菜を並べた網をのせ、ふたをして約5分間スモークする。

伊達式食べやせPOINT

ブロッコリーに含まれる成分にはデトックス作用が。また、カリフラワーには熱を加えても壊れにくいビタミンCが豊富。スモークの香りでいつもとひと味違う野菜をたっぷり食べられる1品。

012

〝最強のダイエット食〟寒天の落とし穴

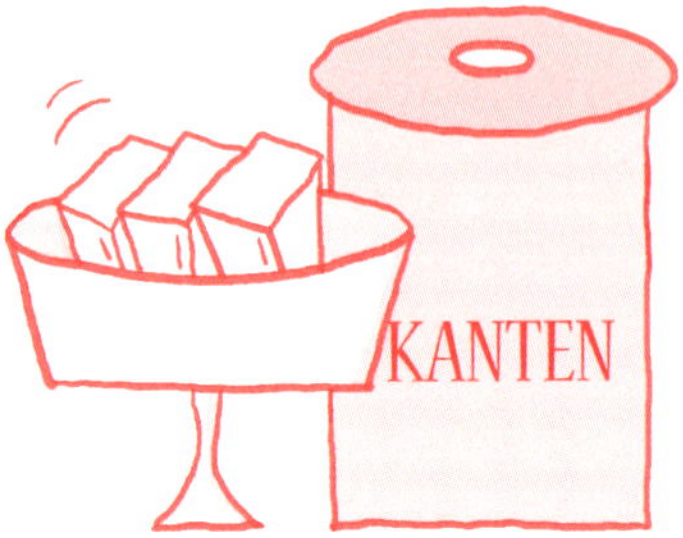

あなたは、ダイエットのために寒天を山ほど食べたことはありませんか？　流行りましたよね、寒天ダイエット。寒天はカロリーゼロで繊維質が豊富。カロリーがないので、便秘も解消してくれるダイエットの強い味方だと言われていますが……。

寒天は夏場の暑い時期に涼をとるため食べる物だから体を冷やすのです

寒天という漢字をよくみてください。てっぺんから寒くなると書きますね。文字通り、ものすごく体を冷やす食べ物なのです。寒天は、昔から日本人が夏場の暑い時期に、涼をとるために食べていた物ですから、冷えで悩むの人がダイエットのために食べれば、さらに体が冷えてしまうというわけです。

加えて「カロリーゼロ」で「熱量ゼロ」。

ということは、体のなかで熱をまったく起こさない食べ物ですから、冬場はとくに注意するようにしてください。

013 青汁、ヨーグルト、アロエ……健康食も使い方次第

ダイエット中の女性は
体が冷えていて
お通じに悩んでいる

便秘もダイエットの大敵と言われていますから、お通じによいと言われる食べ物を毎日食べている人も多いでしょう。

それらの食べ物のなかにも、体を冷やしやすい物がありますから注意が必要です。

人気の青汁も体を冷やさない工夫を

最近の健康食の定番ともなっている青汁。食物繊維を豊富に含み、ビタミンやミネラルも豊富ですから、ダイエット中の人にはとくに人気があるようです。

でも、ちょっと考えてみてください。

青汁は葉物の生野菜から作られています。生野菜は体を冷やすことはあなたも知っていると思います。かといって温めてしまうと、ビタミンやミネラルが熱で失われます。ですから、ショウガやオイルを加えたり、温かい食事と一緒に飲むなど工夫しましょう。

アロエとヨーグルトでダブルパンチ？

脂肪分がほとんど含まれていないので、ヨーグルトも毎朝続けて食べている人が多いですね。

でも、青汁と同じく冷やして食べるので、体が冷えやすくなります。

また、お通じに効くと言われるアロエが入ったヨーグルトを食べている人もいます。

あなたはアロエがどんな植物か知っていますか？

もともとは火傷したときに、果肉を傷口に貼るという使い方をしてきました。つまり熱を奪う働きが強い植物なのです。

そう聞けば、冷やしたアロエヨーグルトが、どれほど体を冷やしてしまうかおわかりでしょう。

冷やすものは気温が高い昼の時間帯を選んで食べましょう

青汁もヨーグルトも食べてはいけないわけではありません。

ただ、問題はこれらを朝に摂っている人が多いということです。

朝は、一日で一番気温も体温も低い時間帯で、代謝を上げるためには、体を温めることが重要です。あなたが冷えやすいタイプなら、青汁やヨーグルトは日中の暖かい時間に食べたほうがいいでしょう。

014

暑い地域や暑い時期にとれる食べ物は体を冷やしやすい

朝バナナが合わない人もいる

少し前、爆発的に流行した「朝バナナダイエット」。あなたも試したことがありますか？

朝バナナブームのときは、スーパーからバナナが売り切れてしまい、私も驚きました。私の患者さんもみんなバナナを食べていましたよ。

ご用心
気温が高い地域には体を冷やしやすい食べ物が多い

ところが、このバナナは体を冷やしやすい食べ物です。というのも、暑い地域でとれる食べ物は、暑さから身を守るため、冷やす成分を含んでいると言われているのです。

気温が高い地域では、涼をとる食べ物がとれるということです。

バナナをはじめ、パイナップル、マンゴーなど、トロピカルフルーツと呼ばれる物。飲み物ならコーヒーがその代表例です。

夏が旬の食べ物も体を冷やしやすいので食べすぎ注意

食べ物と気候や風土は深く関係しています。夏が旬の食べ物も比較的、体を冷やしやすいのです。それを念頭において考えると、体を冷やす食べ物がみえてきます。

とくに最近は、どんな食べ物も一年中手に入ることが多いですから、どこでとれた物なのか、本来はどの季節に食べる物なのか、ということを考えて、食材を選ぶようにしてみましょう。

015 冷え体質なら朝バナナより朝キウイ

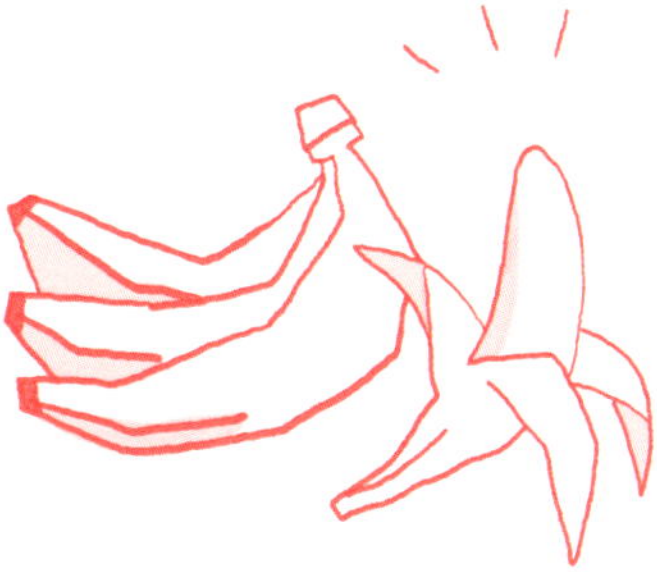

バナナは暑い地域の果物で体を冷やしやすいので、基本的に冷え性の人には向きません。好物というわけでもないなら、冷え性の人がダイエットのために、バナナを無理して食べなくてもよいでしょう。

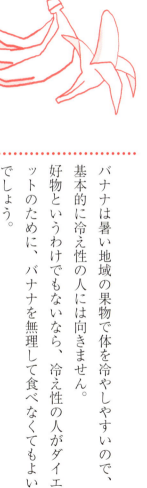

朝バナナより朝キウイのほうが体を冷やしにくい

朝バナナブームの後、朝キウイダイエットというのが少しだけ流行しました。

さてキウイはどうでしょうか？

体が冷えている人には、バナナよりもキウイのほうがおすすめです。

日本に輸入されているキウイは、ニュージーランド産が多く、春には日本産の物も出回ります。日本でもとれる果物ですから、比較的体を冷やさないフルーツなのです。

種ごと食べる果物には良質な油が含まれる

果物にも油が含まれています。キウイは種ごと食べられるので、オメガ3脂肪酸を含む良質な油を摂取することができるのです。体を温める効果も期待できます。種ごと摂れるフルーツといえばイチゴでもOK。朝は一番体温が低い時間帯ですから、キウイやイチゴなら安心でしょう。朝食べても、それほど体を冷やすことはありません。

016

体を冷やしやすい小麦食品は気をつけて

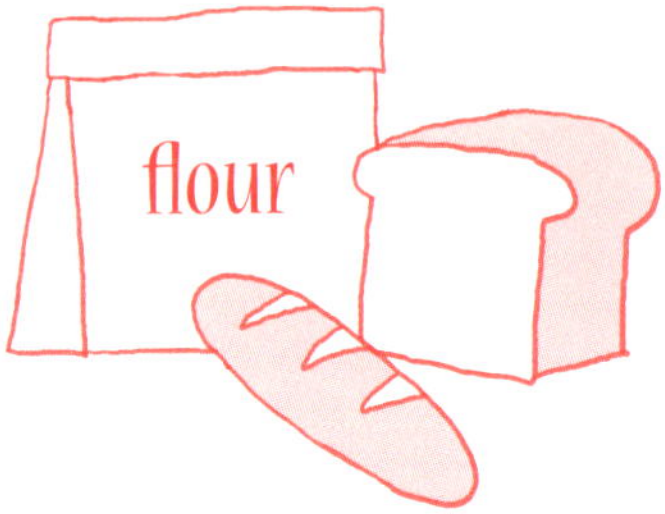

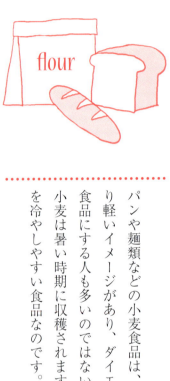

パンや麺類などの小麦食品は、お腹にたまるお米より軽いイメージがあり、ダイエット中は主食を小麦食品にする人も多いのではないでしょうか。

小麦は暑い時期に収穫されます。つまり、比較的体を冷やしやすい食品なのです。

加工食品は体を冷やしやすいことを覚えておこう

パンや麺類などの材料となる小麦粉は、製粉加工して作られます。

その製造過程でビタミンやミネラルなど、代謝を上げるために必要な栄養素が失われてしまうのです。

また、塩や油、添加物などを混ぜ込むため、体内で消化吸収する効率が悪くなります。加工された食品ばかり多くなると、代謝機能が落ちやすくなります。せっかく食べても体が冷えやすくなってしまうというわけです。

おすすめはパンに少量のバターと良質の油を塗って食べる

パンは食べるなと言っているわけではありません。

私の実家はパン屋でしたから……。

私のおすすめとしては、パンにバターを少量塗り、アマニ油やシソ油、エゴマ油などの良質な油で伸ばして食べる方法です。

パンは体を温める油と一緒に摂ることで、冷えを防ぐことができます。

麺類やパスタを食べるときも同様です。

体を温めてくれる油を加えたり、お肉や薬味などと一緒に食べるようにしましょう。

017

「冷え」のダブルパンチ＝「食べ合わせ」に気をつけよう

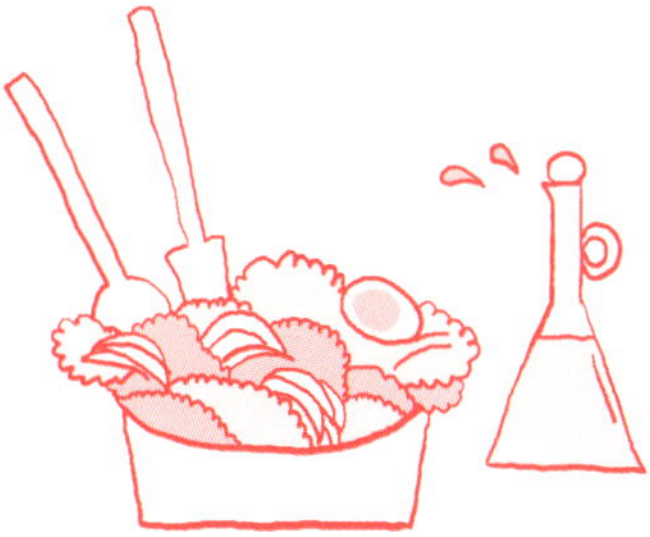

最近は、レストランでも備え付けのノンオイルドレッシングをよくみかけるようになりました。

ダイエット中にサラダを食べるときはノンオイルドレッシング。

これが現代の常識でしょうか？

「生野菜」＋「ノンオイルドレッシング」＝常識なの？

生野菜は体を冷やします。

サラダの材料は生野菜です。これにノンオイルドレッシングをかけるとどうなるでしょうか？

ノンオイルドレッシングには体を温める油が含まれていません。

「生野菜」＋「ノンオイルドレッシング」では、体を温める食べ合わせにはならないのです。

だから、冷やさないように、サラダには油の入ったドレッシングをかけて食べてきたわけです。

昔からの食べ合わせはよくできているものですね。

「麦＋麦」のダブルパンチは避けよう

体を冷やしてしまう食べ合わせで、注意してほしいのが、パンと一緒に冷たい麦茶を飲むこと。どちらも体を冷やす小麦が原材料で、麦茶は夏の飲み物です。

冷え性の人は、体を冷やす食材を食べるときは、必ず体を温める食材を組み合わせて摂りましょう。パンには温かいスープやココアなどを、一緒に飲むようにするとよいでしょう。

018

パンが好き！ヘルシーなベーグルなら大丈夫？

加工食品は体を冷やしやすい

小麦粉は精製工程の加工度が高く、どうしても体が冷えやすいのですが、パンが好きな人は無理に我慢しなくてもよいでしょう。好きな物を我慢することほど、ストレスフルなことはないからです。

ヘルシーなイメージのベーグルよりクロワッサン

油が少なく低カロリーなベーグルを、わざわざ選んで食べる人が多いようです。

でも、ベーグルは非常に体を冷やしやすいパンなのです。それは、小麦粉の量が多いからです。

ベーグルを持ってみるとずっしりと重いですよね。油分が少なく、他のパンより多めの小麦粉、この組み合わせは体をさらに冷えやすくします。

ダイエットのために無理してベーグルを選んでいるのなら、油が多いクロワッサンやブリオッシュなどを選んで食べてください。

もちろん、ベーグルが好きなら、良質の油をつけて、食べ合わせを工夫しましょう。

019 お米＝太る、というのは間違いです

お米を食べていなくてもやせられない？

あなたは、お米は太ると思っていませんか？ お米はお腹いっぱいになりますし、少し重いイメージがあります。私もかつては一粒もお米を食べない時期がありました。
ところが「やせない」と悩んで私のところにくる人たちは、お米をたくさん食べているわけではないのです。３食お米を食べている人はほとんどいません。

「やせない」と悩む人たちに3食ともお米を食べている人がいないのはなぜ？

お米を食べていないのに、やせないということ。ですから、お米よりも軽いイメージがあるからといってパンや麺類などに主食を置き換えても、決してやせるわけではありません。

また考えるべきなのは、戦後、日本人のお米の消費量が激減するにしたがって、肥満や糖尿病などの成人病が反比例のように激増していることです。

これは、日本人の体質にはお米が一番合っているということを、示しているのではないでしょうか。

020 無理してたくさん水を飲んでいませんか？

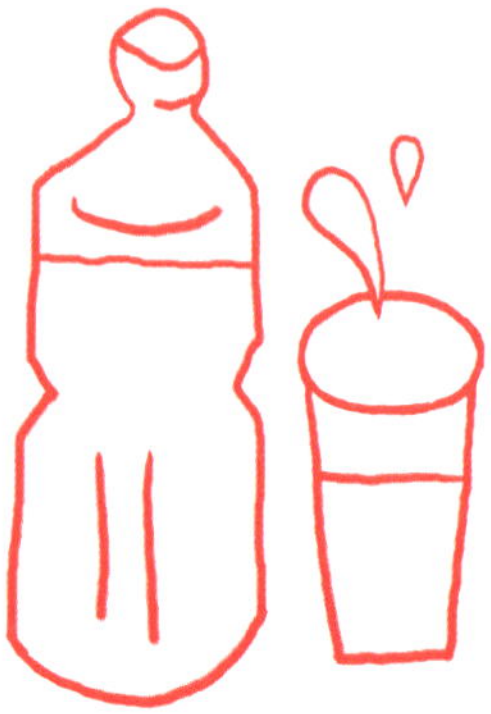

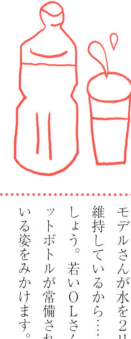

モデルさんが水を2リットル飲んでスリムな体型を維持しているから……とマネをしている人も多いでしょう。若いOLさんのデスクには、いつも水のペットボトルが常備されていて、ゴクゴク水を飲んでいる姿をみかけます。

水でやせる？ 便通がよくなる？

ところが、水でやせたり、便通がよくなるどころか、逆に体がむくんでしまう人も少なくありません。夏のＯＬさんたちは、オフィス内の冷房にさらされています。ただでさえ冷えた体に冷水２リットル。ですから、体が冷えて汗をかかなくなります。そうすると、水分代謝が悪くなってきます。水分過多となり、結果ムクミにつながってしまいます。腸が冷えれば動きが悪くなり、お通じも改善されません。

運動もせずに多量の水を飲むことは逆効果

モデルさんたちは水を飲むだけでなく、大体の方が適度な運動をして汗をかいています。だから、きちんと水分を代謝できているのではないでしょうか。

「水分を2リットル摂る」というところだけを、部分的にモデルさんの真似をして、ただ水を飲むだけで普通に生活していたらどうなるでしょう。運動もせずに多量の水を飲めばムクミや冷えなどの不調につながります。

無理して水分を摂ることはありません。

食事で十分な水分が摂れる日本食

日本人の食生活では、お米、お味噌汁、野菜のお浸しなど、食事で十分な水分が補給できるようになっています。

逆に欧米の食生活は、パンやお肉など、焼いたりフライしたりして食品の水分を飛ばす料理が中心。食事に含まれる水分が日本食に比べて少ないのです。

ですから、いくら「食」の欧米化が進んだとはいえ、日本人の食生活や体質は、欧米人のように無理やり水をたくさん摂らなくていいようにできています。

水分補給はノドが渇いたら飲む、を基本にしてくださいね。

021

サプリメントも上手にとり入れよう！

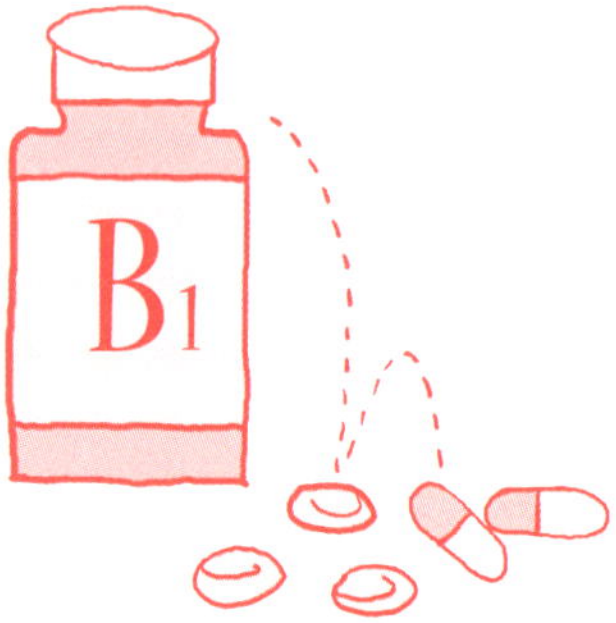

ダイエットで食事制限をすると、体に必要な栄養素が足りなくなりがち。
カロリーを摂りたくないからサプリメントで栄養素を補おうとする人も多いでしょう。サプリメントも上手に利用するのには、コツがあります。

サプリメントは食べ物と一緒に

サプリメントの注意書きには「お食事と一緒にお飲みください」と書いてあるものが多いはずです。

これはなぜでしょう？

栄養素は食べ物から摂ることが、人間の体にはインプットされています。

したがって、錠剤やカプセルなど、薬のような形状をしたサプリメントだけを摂取しても、体は食べ物だと認識せず、サプリメントに含まれる栄養素はそれほど吸収されないのです。

だから、食べ物と一緒に摂って上手に体を騙せば、サプリメントの栄養素が吸収されやすくなるはずです。

栄養素は
チームで働く場合が多い

また、栄養素はビタミン、ミネラル、アミノ酸、ポリフェノールなど、一緒に摂って体のなかで効能を発揮するものも多いのです。つまり、ひとつの成分だけでは思ったほど働いてはくれないのです。

ですから、できるだけ食べ物のように自然なバランスでいろいろな栄養素を摂るようにしましょう。

サプリメントはあくまでもサブですから、メインの栄養は食事から摂るように心がけて。

伊達式ダイエットセラピー

4

あなたに伝えたい伊達式ダイエットセラピーメッセージ

体を温めると
ココロもホッと温まる

ダイエットをしている女性は
みんな食べたい物を我慢して
日々ひもじい思いをし
そして体が冷えています。

「ひもじさ」と「冷え」は、不幸の象徴です。

そんな女性たちのことを
私は「マッチ売り少女症候群」と呼んでいます。
冬の寒い日に、お腹がすいていてガタガタ震えている。

暖かな暖炉の前で御馳走を食べている裕福な子供を
窓の外からみて「うらやましい」と思っている……。
そのようなマッチ売りの少女のような人を、
私はたくさんみてきました。

幸せになりたくてダイエットをしているのに、
不幸の象徴のようなマッチ売りの少女になってしまうなんて、
悲しいと思いませんか？

食べたい物を我慢して頑張るのは、
マッチ売りの少女のようになりたいからですか？
違いますよね？

それなら、ちゃんと食べて体を温めましょう。
そうすれば、ひもじさと寒さでガタガタ震えていた
あなたのココロも
ホッと温まるはずです。

他人の言うことばかり聞いていませんか？

世のなかにはさまざまなダイエット法があります。
○○を食べるとやせるなどというブームは、
それこそ毎年のように生まれては忘れられていきます。
一体どれが効くの？
と疑問に思ったこともあるでしょう。

でも、万人に効果がある絶対的なダイエット法などありません。

もちろんそれでやせる人もいますから、
やってみたいという人にアドバイスはします。

でも、どのダイエット法が合うかは人それぞれです。
なぜなら、人の体質は千差万別。
筋肉量や内臓の働きなども人によって違います。
太っている原因も異なりますから
原因によってアプローチが異なるのは当然のことですよね。
病気によって治療法が違うのと同じです。
だから、他人がある食べ物でやせたからといっても、
それがあなたに合うかどうかはわからないのです。

さて問題はここからです。
たとえば友人が寒天でやせた、しかも便秘も解消！　と聞いたあなたは、
毎日寒天を食べ続けました。
でも、いくら続けてもやせないし、便秘もよくならない。
それは、あなたの体には合わないということですから、

それ以上続けないでください。
自分に合わないダイエットを続けている人も、実際に多いのです。

私はダイエットをしている人に
「友達がこれを食べてやせたと言っていた」とか
「雑誌で○○を食べるだけでやせると書いてあったが本当か」などと
よく質問されます。

そうした人たちに共通して言えることとは、
自分の体が発している
その食べ物は合わないというサインには目を向けず
他人の言うことばかり信用してしまっているということです。

つまり、自分の「体の声」や「食の本能」を無視しているのです。

自分が食べた物が自分の体に合うのかどうか、
それはだれも教えてくれません。
あなたの体だけが知っています。
ですから、いろんなダイエット法を試してみるのもいいですが、
あなたの体が発するサイン。
それを見逃さないようにしてください。

食は「本能」です。

他人の言うことにふりまわされず
自分の体で感じてください。

ダイエット中でも嫌いな物を無理に食べる必要はありません

周りの人やメディアの情報にふりまわされると
体がＳＯＳを出しているにも関わらず
一生懸命続けようとします。
それが嫌いな食べ物だとしてもです。
ダイエット中の人の食事をみると
この人は一体何を食べたいのかが
まったくみえてこない組み合わせが非常に多いのです。
それは世間でダイエットに効果があるとされる
食べ物をただ並べているに過ぎないからです。
これだけは、ぜひ、覚えておいてほしいのですが、食べ物が自分に合っているかどうかを見分ける第一関門は「味覚」です。
ダイエット中は「美味しい」という感覚を封印しなければいけない、
と、考えがちですが、味覚が受けつけない
「美味しい」と感じられない物は、
今、自分の体には必要ない物だと思ってください。

ですから、いくら他人がやせた食べ物でも、
いくらカロリーが低くても、
あなた自身が心から美味しいと思えないのであれば、
ダイエット中であっても我慢して食べる必要はないでしょう。
自分の本能に対して素直になることが、
最も自分の体にとってよいことです。
嫌いな食べ物で体全体の細胞が満たされてしまったら、
あなたが自分自身を好きになれるわけがありませんから。

お酒が大好きだけど、太りにくいお酒ってある？

やせられない、と相談にみえる人のなかには
「お酒が好きでやめられない」という人もいます。
「どのお酒なら太りませんか？」
とみなさん必ず聞きますが
その問いに、私は必ずこう聞き返します。
「あなたはどのお酒が好きですか？」
答えになっていませんね。

なぜなら、お酒は体のために飲む物ではなく、
純粋にココロに栄養を与えるための物だからです。

お酒には、体に必要な栄養素なんて
一切含まれてはいません。

でも、お酒というのは紀元前から歴史があって
人間にとってどうしても必要だから
今の時代まで残っているのです。
必要のない物なら、とっくに世のなかから消えているはずです。
ですから、体のためを考えて選んでも意味がないのです。

仮にやせるからと
好きでもないお酒をダイエットのために飲んだら
ダイエットというストレスの上に
さらにストレスをかけることになります。
なかには、「アルコールならなんでもいい」という人もいます。

そういう人には
〝ポリフェノールが含まれているから赤ワインにしてみようか〟
というようなアドバイスをすることはありますが……。

お酒は好きな物を飲んでくださいね。
お酒は、あなたのココロを
癒すためにある「心のサプリ」ですから。

ついつい食べすぎた……そんなときは？

夜中にお腹がすいたとき、

ダイエット中のあなたはすごく悩むでしょう。

「今夜くらい食べても大丈夫だよ」

そんな悪魔のささやきが聞こえてきたりしますね。

でも私は、あなたの心の悪魔に大賛成です。

はっきりいって1食くらい食べすぎたり
我慢できずに夜食を食べてしまっても
翌日大トロのような体脂肪が身についてしまうワケではありません。

一生懸命カロリー計算をしたり
低カロリー食品ばかりを食卓に並べてみたり
ダイエット中は、それこそ1食1食が勝負と思いがちですから
カロリーオーバーは
あなたにとってもっとも犯してはならない罪なのでしょう。

しかし、人間は1日3食、食べるとして
1年365日で
1095回も食べるわけです。
1回くらい食べすぎてもいくらでも取り返せます。
あなたが今、必死になって抑えようとしている1食が、
1095分の1だと考えてみてください。
1食にこだわる必要なんて
まったくないと思えてきませんか？

食べすぎたときでも、残りの1094食でとり戻せばいい！
と前向きに考えましょう。
決して後悔したり、自分を責める必要はないのです。

過食はどうやったら止められる？

先日、過食で悩む患者さんに
「先生、あんこを一度に１kgも食べるのはおかしいですよね。
わかっているんですけど私、止まらないんです」
と相談されました。
あんこを一度に１kg食べるのは
体のためには、たしかに好ましくありません。
でも、過食の人には
「自分が一度どのくらい食べられるのか徹底して試してみたら？」
と、私は言うようにしています。

自分がわからない事柄に対して
人間は不安を抱く傾向があります。

過食で悩むほとんどの人は
自分が一体どれくらい食べられるのかという限界を知らないのです。
自分の食べる量に異常な恐怖を抱いています。
ですから、日頃自分の食欲を必死に抑えていて
時々暴走するのです。

お化け屋敷も、お化け役は人間だと
わかってしまえば
まったく怖くありませんよね。

それと同じで、とりあえず自分は
あんこを何kg食べられるのか
ポテトチップスは何袋食べられるのか
ケーキは何ホール食べられるのか

一度食べられるだけ
食べてみればよいのです。
すると、ほとんどの人が
思ったよりも
意外と食べられないということを
実感します。

自分がどのくらい食べられるのか
ということがわかれば
それ以上食べることはない
と安心できます。
たまにはたくさん食べることも
楽しみに変わっていく、というわけです。

「本能」と「欲望」は違う

「ダイエットのために嫌いな物を食べるくらいなら
好きな物を思いっきり食べてください」
と、言います。
それは過食の人に対しても同じです。
なぜなら、嫌いな食べ物を無理して食べて
ココロにストレスをかけ続けると
必ず暴走するからです。

でも、ここで勘違いしないでください。
「本能」と「欲望」とは違います。
過食で悩む人は、特定の食べ物を異常に食べてしまう人が多いのですが、

ある1つの食べ物だけを多量に食べることは
決して体によいとはいえません。

しかし、例えば、今あなたが
ポテトチップスが食べたくて食べたくて仕方がない
というのであれば
あなたのココロにとってポテトチップスが必要だということですから
我慢する必要はありません。
ただ私は、食べたい物を欲望の赴くままに
好きなだけ食べてよい、と言っているわけではないのです。
生きていくためにポテトチップスは
一日に10袋必要でしょうか。
明らかに量が多いですよね。
本来、生き物は自分が何を、どのくらい食べればよいのかということを本能でわかっています。
野生動物は食べすぎるということはありません。
人間によって飼育されている動物は食べすぎることもあるので
肥満やメタボになります。

過食などの摂食障害に悩む人は、自分が生きていくために
何をどれだけ必要なのかということを
体で感じることができなくなっている
つまり、食べることに対する「本能」を失った状態でしょう。

ですから摂食障害で悩む人がまず必要なのは
生物としての「食の本能」を取り戻すこと。
無理に食べることを我慢することではないのです。

「食の本能」は油で取り戻そう

好きでもない低カロリー食を食べ続けたり、極端な食事制限をしたり
生命の根本である「食べたい」という本能を無視し続けた結果
あなたに対して体が反乱を起こしている状態。
それが摂食障害でしょう。

ということは
まず食の本能を取り戻すことが不可欠なのです。

さて、本能を取り戻すにはどうすればよいのでしょうか?
人間の生命活動はすべて脳が司っています。
脳が正常でない限り、本能も正常には働きません。
その脳の半分は油でできています。

しかし摂食障害に悩む人の脳は
油抜きの食事のせいで栄養不足になり、パワーが落ちているはず。
本能が正常に働かないのは当然のことです。

ですから、私はどんな人にも
まず良質な油を摂ることをすすめているのです。
良質な油で脳が元気になってくれば、
自分に足りない栄養素が何かを
自然に感じられるようになってくるでしょう。
あんこを1度に1kg食べないと気が済まなかった人が
半分で満足できるようになったりします。
私自身もそうですが、不思議なことに
良質な油を摂るようになると、食欲や気分が落ち着いてきます。
食の本能はよい油で取り戻しましょう。

伊達式
レシピ⑤

手羽先のゆず風味照り焼き

ゆずの風味でさっぱりとした味わいに。ジュースを使えば調理も簡単！

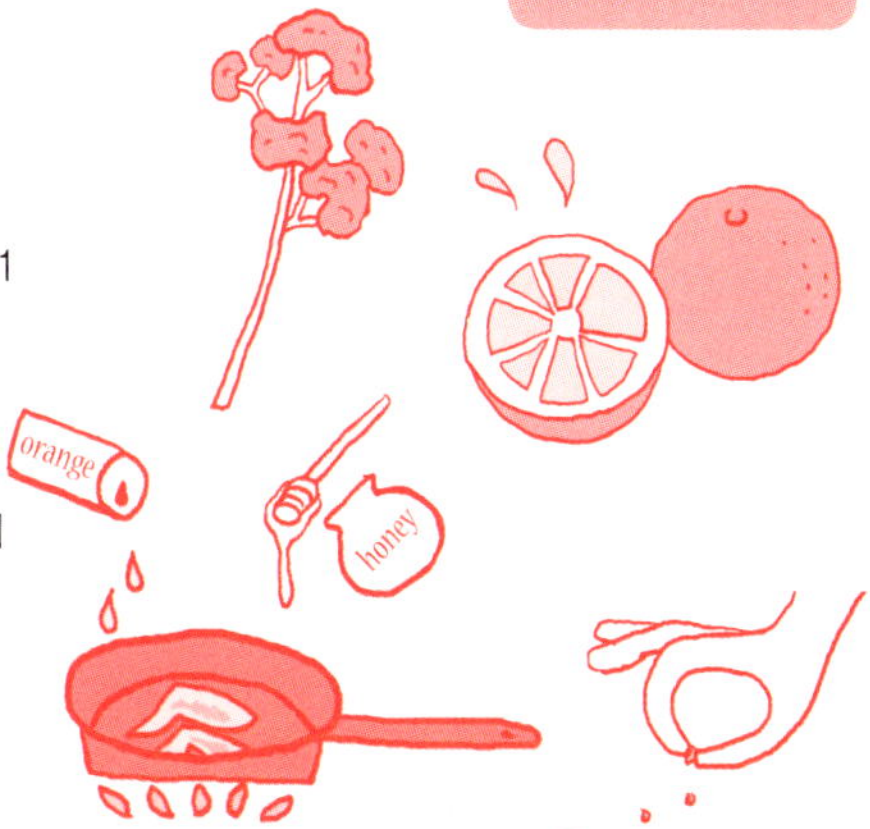

材料

- 手羽先　2本
- オリーブオイル　大さじ1
- ゆずジュース　80cc
- はちみつ　大さじ1
- しょうゆ　大さじ1
- パセリ　適量
- みかん（飾り用）　1/4個

作り方

1. フライパンにオリーブオイルを入れ、中火で熱し、手羽先をきつね色になるまで焼く。
2. 焼き色がついたら、ゆずジュース、はちみつ、しょうゆを入れて3分ほど煮詰める。
3. 鶏肉にしっかりと火が通り、ソースに照りが出てきたらできあがり。
4. 皿に盛り付け、パセリを振り、みかんを飾る。

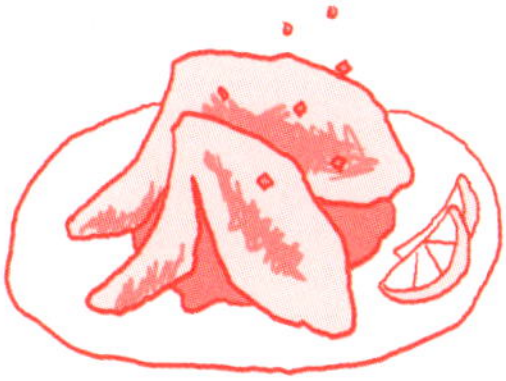

伊達式食べやせPOINT

ビタミン、ミネラル、食物繊維など栄養豊富なパセリですが、ふだんはなかなか食べる機会が少ないもの。料理に振りかけて摂りましょう。またゆずには肉の消化を促すクエン酸が豊富。

おわりに

あなたが今食べていない物が未来のあなたを救ってくれる

ダイエットをしていると、自分の好きな食べ物を我慢したり、カロリーを抑えるために食事量を減らしたり、とにかくマイナスすることばかり考えてしまいます。

今のあなたの体が何でできているのか、ということをよく考えてみましょう。

答えは、「今まであなたが食べてきた物」です。

今のあなたは、これまで食べてきた物の集大成なのです。

それは、あなたが憧れている女優さんでも、モデルさんでも、メタボなオジさんでも、同じです。

どうしてやせないのか、どうして肌が荒れるのか、どうして髪の毛がまとまらないのか、どうして爪が折れるのか、どうしてお通じが悪いのか……あなたが抱えている数々のトラブルの原因も、今まで食べてきた物にあるはず。

つまりは、今まであなたが食べてきていない物が、あなたを救ってくれるということです。

まず、食べる物を減らすのではなく、今の自分に足りない食べ物は何か、という視点を持ってください。あなたが今まで敵視してきた油は、その代表ではないでしょうか。

良質な油を摂って脳を元気にして、ダイエットで疲れたあなたのカラダとココロを幸せにしてあげてください。

そうすれば、あなたの未来はきっと明るくなるでしょう。

カロリー減らして体重減っても
「キレイ」になれないのはなぜか

著　者　伊　達　友　美
発行者　真　船　美　保　子
発行所　ＫＫロングセラーズ
〒169-0075　東京都新宿区高田馬場2-1-2
電　話　03-3204-5161(代)

印刷　(株)暁印刷
製本　(株)難波製本

ISBN978-4-8454-2381-1
Printed in Japan 2016